Gibson Miller/Klunker

Arzneibeziehungen

Arzneibeziehungen

Nach der Erstausgabe von Robert Gibson Miller

Vollständig neu herausgegeben
und mit einer Einführung versehen
von Dr. med. Will Klunker

11., überarbeitete Auflage

Karl F. Haug Verlag · Heidelberg

Die Deutsche Bibliothek – CIP-Einheitsaufnahme

Miller, Robert Gibson:
Arzneibeziehungen / nach der Erstausg. von Robert Gibson Miller. – 11., überarb.
Aufl. / vollst. neu hrsg. und mit einer Einf. vers. von Will Klunker. – Heidelberg :
Haug, 1998
  (Homöopathie)
  Einheitssacht.: Relationship of remedies ‹dt.›
ISBN 3-7760-1687-6

1. Auflage 1959 – 10. Auflage 1995

© 1998 Karl F. Haug Verlag, Hüthig GmbH, Heidelberg

Alle Rechte, insbesondere die der Übersetzung in fremde Sprachen, vorbehalten.
Kein Teil dieses Buches darf ohne schriftliche Genehmigung des Verlages in irgendeiner Form – durch Photokopie, Mikrofilm oder irgendein anderes Verfahren – reproduziert oder in eine von Maschinen, insbesondere von Datenverarbeitungsmaschinen, verwendbare Sprache übertragen oder übersetzt werden.
All rights reserved (including those of translation into foreign languages). No part of this book may be reproduced in any form – by photoprint, microfilm, or any other means – nor transmitted or translated into a machine language without written permission of the publisher.

ISBN 3-7760-1687-6

Gesamtherstellung: Progressdruck GmbH, 67346 Speyer

Inhalt

Vorwort 7

Zur Einführung in die Arzneibeziehungen 9

Arzneibeziehungen 19

Literatur 82

Vorwort

R. Gibson Millers bewährtes Büchlein „Relationship of remedies" hat sich seit seinem ersten Erscheinen Freunde in der gesamten homöopathischen Welt erworben. Ursprünglich, in der ältesten mir zugänglichen Ausgabe (London o. J., vermutlich um 1920), enthielt es 182 Mittel aus folgenden Quellen: Herings „Guiding symptoms" und „Condensed Materia Medica", Kents „Lectures on Materia medica", H. N. Guernseys „Key notes", Bönninghausens „Manual", H. C. Allens „Key notes" sowie Lutzes Wirkungsdauer der Arzneien. Diese Ausgabe hatte sechs Spalten: Mittelname, Komplemente, Folgemittel, Feinde, Antidote, Wirkungsdauer. Um 1933 erschien es als ein viersprachiger Privatdruck von Hernández Jordán (Madrid o. J.), mit 173 Mitteln und zwei neuen Spalten: Seitenbeziehung und Aggravationszeiten. Als neue Quellen werden Chiron (Paris 1923) und, nicht namentlich, „andere" genannt. Diese Ausgabe dürfte R. Stahl der 1. deutschen Ausgabe (Ulm 1959) zugrunde gelegt haben; denn diese enthält neben 182 Mitteln die achtspaltige Anordnung von Hernández Jordán. Als ich 1981 auf Wunsch des Karl F. Haug Verlags die 3. Auflage der „Beziehungen der Arzneien unter sich" zur Herausgabe übernahm, ließ ich die praktisch nutzlose Spalte „Wirkungsdauer" fallen und ergänzte bzw. verbesserte die Spalten der Körperseiten und Aggravationen. Die Arzneibeziehung selbst ergänzte ich dagegen lediglich durch unsystematische Nachträge in meinem damaligen Arbeitsexemplar (bes. nach P. Schmidt). Meine spätere Betreuung des Gibson Miller erstreckte sich nur auf gelegentliche Fehlerverbesserungen und Verdeutlichungen, die ich in der Hauptsache sorgfältigen Benutzern zu verdanken hatte.

1995 wurde mein Vorschlag, die 10. Auflage völlig neu herauszugeben, wobei aber Gibson Miller „der" Gibson Miller bleiben sollte, vom Verlag angenommen. Denn inzwischen bin ich in den Jahren, in denen ich dieses Büchlein betreue, mit dem Problem der Arzneibeziehung auch für mich selbst zu mehr Klarheit gekommen. Daraus wuchs die Einsicht in die mehrfache Berechtigung einer völligen Neufassung dieser Praxishilfe unter Beibehaltung der Beschränkung auf das praktisch Wesentliche, der zweckmäßigen Spaltenanordnung und des handlichen Formats, die schon die bisherigen Auflagen auszeichneten. Die Neufassung aber sollte, wie mir schien, 1. am ursprünglichen, klassisch bewährten Material der Urausgabe ansetzen; 2. durch Aufhebung einer irreführenden literarischen Tradition bei gleichzeitiger Erschließung des ursprünglichen homöopathischen Verständnisses der Arzneibeziehung eine neue Gestaltung der Spalteninhalte begründen; 3. die sachlich nicht geforderten späteren Zusatzspalten wieder tilgen; 4. erstmals eine kurze Einführung in den praktischen Sinn der Arzneibeziehung hinzufügen, da hierüber, wie ich aus eigenen Erfahrungen und durch Fragen von Benutzern oder Kursisten zu spüren bekam, vielfach Unklarheit herrscht.

Dem Verlag danke ich für sein Verständnis für meine Wünsche bei der Herstellung. Möge dieses im Geiste Gibson Millers neubearbeitete Opusculum allen, die es benutzen, bei der Arbeit mit der Arzneibeziehung in der täglichen Praxis noch dienlicher sein als seine Vorgänger und wie diese zum Freund werden.

Dr. W. Klunker

Zur Einführung in die Arzneibeziehungen

Die Grundlagen

Die primäre Beziehung einer Arznei ist naturgemäß ihre Beziehung zur Krankheit, die sie heilen soll. Soll diese Heilung gesetzmäßig erfolgen, kann diese Beziehung keine beliebige sein. Es war Hahnemann, der mit der Auffindung des homöopathischen Heilgesetzes auch die Frage der Arzneibeziehung zur Krankheit klären konnte: Diese Beziehung ist entweder direkt, d. h. zwischen den gegebenen Phänomenen der Patienten- und Arzneikrankheit, oder sie ist indirekt, d. h. an die Stelle der unmittelbaren Inbeziehungsetzung von aufweisbaren Krankheitsphänomenen treten verschiedene nur angenommene, also nur theoretisch vermittelte „allöopathische" Beziehungen. Die direkte Beziehung Arznei – Krankheit kann wieder enantiopathisch-palliativ oder homöopathisch-kurativ sein (vgl. Org. VI, §§ 23–25).

Die Homöopathie fordert für ihre gesetzmäßigen Heilungen die Beziehung größter Ähnlichkeit zwischen Arznei und Krankheit. Diese Ähnlichkeitsbeziehung könnte man auch Verwandtschaft nennen. Die Krankheit würde dann durch die ihr am meisten verwandte Arznei geheilt.

Von hier aus ist nur ein kleiner Schritt zur Beziehung der Arzneien untereinander. Wie die homöopathische Heilung auf der phänomenalen Verwandtschaft von Arznei- und Patientenkrankheit beruht, so lassen sich die krankhaften Phänomene von Arzneien untereinander auf „direkte" Ähnlichkeit, Verwandtschaft hin untersuchen.

Die Lehre von der Arzneibeziehung, deren wichtigste Promotoren C. Hering und Cl. von Bönninghausen sind, ist für die Praxis entstanden. Nicht, daß sie selbst das homöopathische Heilgesetz aufheben oder auch nur abschwächen möchte. Sie setzt dieses sogar unbedingt für sich selbst voraus. Aber sie möchte helfen, den Umgang mit diesem in der täglichen Praxis zu erleichtern.

Bevor darauf im einzelnen eingegangen werden kann, sind weitere Aspekte der Arzneibeziehungen in den Blick zu nehmen.

Vor der möglichen Anwendung der Ähnlichkeitsbeziehung in der Praxis steht die Erforschung der Arzneikrankheiten durch die Arzneimittelprüfung, also durch eine Art kontrollierter Mikrovergiftung. So ist für die Homöopathie die Vergiftung Gesunder fundamental, mit der es die Medizin sonst nur gelegentlich zu tun bekommt. Die Maßnahmen zur Entfernung und chemischen Neutralisation des Giftes betreffen die Arzneiprüfung nicht. Dagegen ergibt sich bei der Prüfung u. U. die Notwendigkeit, heftige Beschwerden zu palliieren bzw. über die Prüfungszeit hinaus anhaltende Arzneisymptome zu heilen. Die Palliation von heftigen Beschwerden kann aufgrund der Symptomatik mit enantiopathischen oder empirisch bekannten allöopathischen Mitteln vorgenommen werden. Dagegen wird man die persistierende „dynamische" Arzneikrankheit strikt homöopathisch behandeln. Damit identisch ist die Situation gegenüber Patienten, die mit iatrogenen „dynamischen" Arzneikrankheiten, ja „Arzneisiechtümern" in homöopathische Behandlung kommen. Für alle derartigen, im Zusammenhang mit akzidentellen, experimentellen und iatrogenen Vergiftungen geforderten Arzneigaben gebraucht man innerhalb (wie außerhalb) der Homöopathie unterschiedslos den Begriff des **Antidots.** Sachlich reicht der Antidotbegriff über Arzneiprüfungen und Arzneikrankheiten hinaus in den therapeutischen Bereich der Homöopathie selbst, insofern auch eine verabreichte Arznei beim Patienten Symptome erhöhen und neue unerwünschte Veränderungen an der Symptomatik auslösen kann.

Wir finden also sowohl im therapeutischen (Arznei – Patient) wie im experimentellen (Arznei – Prüfer) Bereich eine zweite Art der Arzneibeziehung, die zugleich auch wieder

(s. o.) eine interarzneiliche Verwandtschaftsbeziehung einschließt: die antidotarische Beziehung.

Sieht man näher zu, dann erweist sich der Begriff des Antidots in mehrfacher Hinsicht als unbrauchbar. Denn er verdeckt nicht nur die Unterschiede zwischen enantiopathischer und allöopathischer Palliation von Arzneieinwirkungen, sondern er steht auch durch sein „Anti" im sachlichen Widerspruch zur homöopathischen Palliation bzw. Heilung von iatrogenen Arzneifolgen.

Grundsätzlich unterliegt in der Homöopathie *jede* Arzneiverordnung dem Ähnlichkeitsprinzip, sei es bei natürlichen oder künstlichen (arzneiinduzierten) Krankheiten. Wie bei der Behandlung natürlicher Krankheiten nur das homöopathische Mittel heilen kann, so kann bei arzneibedingter Symptomatik auch nur das homöopathisch gewählte Mittel heilen, das mithin gerade kein „Antidot", sondern ein **Homöodot** zu sein hat. Als solches folgt das Homöodot dem vorangegangenen Mittel bzw. dem abusiv gebrauchten Medikament aufgrund der vorliegenden Symptomatik ebenso, wie im Verlauf einer normalen Behandlung aufgrund von gewandelten Symptomen das homöopathische Folgemittel folgt. *Homöodot und Folgemittel fallen also praktisch zusammen.* Nur ist das jeweils zu Heilende einmal die natürliche Krankheit und einmal die Arzneikrankheit.

So bleibt noch die Arzneiwahl zur palliativen Abschwächung unerwünschter Arzneiverschlimmerungen, ohne daß man mit einem homöopathischen Folgemittel (Homöodot) in den Heilverlauf eingreifen muß. Auch in diesem Fall ist der Begriff des Antidots falsch und mißverständlich. Er wird nunmehr durch den Begriff des **Diadots** ersetzt.

Eine zeitgemäße Neubearbeitung der „Arzneibeziehungen" Gibson Millers darf sich der Notwendigkeit, den obsoleten und verwirrenden Antidotbegriff endlich abzuschaffen, nicht entziehen. Michel Granier hat bereits 1874, meines Wissens als erster, auf die mehrfache Verfehltheit dieses Begriffs für die

Homöopathie aufmerksam gemacht und ihn durch „Homöodot" bzw. „Diadot" abgelöst. Es würde diesen hochverdienten, doch vergessenen homöopathischen Arzt und Autor ehren und es wäre ein Reifezeugnis für die heutige Homöopathie, wenn sie sich diese klärende Bereicherung ihrer Fachsprache aneignen würde.

Die praktische Anwendung der „Arzneibeziehungen"

Die vorliegende völlige Neuherausgabe von Gibson Millers „Arzneibeziehungen" ist auch weiterhin als praktische Hilfe für den Sprechstundenalltag gedacht. Mit ihren 169 Mitteln dürfte sie den von der Praxis benötigten Bedarf decken. Die folgende Erläuterung der sieben Spalten erklärt zugleich ihre praktische Anwendung.

Spalte 1: Arzneiname und Abkürzung

Die Arzneien sind alphabetisch nach ihren Namen, und zwar ihren vollständigen Namen angeführt, letzteres in der Absicht, deren Kenntnis und Gebrauch wiederzubeleben, eigentlich eine Selbstverständlichkeit, die aber zu verschwinden droht. Den Abkürzungen für die Mittel sowie ihrer Alphabetisierung wurde das „Synthetische Repertorium" zugrunde gelegt, das praktisch Kents Abkürzungen seines Repertoriums (1957) übernommen und eine logische Alphabetisierung geschaffen hat. Sie wurden in separater Kolumne aufgeführt, um so im Praxisalltag eine rasche Orientierung zu ermöglichen. Die in Spalte 1 genannte Arznei A stellt generell das Objekt dar, auf das sich jedes Mittel X der Spalten 2 bis 6 bezieht. So folgt ein X in Spalte 3 gut auf A oder ein X in Spalte 5 folgt nicht gut auf A, ist ihm feindlich. Diese durchgängige Eindeutigkeit der Beziehung von X auf A wird in der Literatur leider nicht konsequent eingehalten und hat dort zu weiterwirkenden Irrtümern und Unklarheiten geführt.

Spalte 2: Komplementäre Arzneien
Das zu A komplementäre Mittel X kann als ein ausgezeichnetes Folgemittel aufgefaßt werden, das erfahrungsgemäß die von A begonnene Heilung vollendet. Wie Doppelführungen in den Spalten 2 und 3 (4) zeigen, darf man die Grenze zu den Folgemitteln nicht allzu scharf ziehen: Auch ein Folgemittel kann die Heilung vervollständigen, auch ein komplementäres Mittel kann enttäuschen und eine weitere Mittelfolge erfordern. Manchmal steht die Heilung unter A, das immer noch angezeigt ist, still. Dann kann das angezeigte Komplementärmittel weiterhelfen, auch wenn die Symptomatik noch nicht dieses Mittel indiziert. Über Gradangaben s. Spalte 3 und 4.

Spalte 3: Folgemittel / Homöodote (Hg., G, A)
Unter einem Folgemittel X versteht man ein Mittel, das in seiner Symptomatik mit der des Mittels A mehr oder weniger homöopathisch übereinstimmt, ihm verwandt ist. Zunächst handelt es sich aber auch einfach um ein Mittel X, das erfahrungsgemäß nach A seine Wirkung besonders gut entfaltet. Schon Hahnemann sind solche Mittel aufgefallen. Ein Folgemittel ist auch angezeigt, wenn A gut gewirkt hat, also Symptome gebessert oder behoben wurden, aber neue Symptome erscheinen. Mit der Veränderung des Krankheitsbildes entsteht die Indikation für ein Folgemittel, das zwar in der Symptomatik dem Mittel A in vielem noch entspricht, aber nicht mehr zur Gänze. Die Spalte 3 bietet nun eine Reihe von Mitteln an, die wegen ihrer großen Ähnlichkeit mit A auf ein passendes Folgemittel hinweisen. Jedenfalls schließen sie eine große Anzahl nicht oder nur wenig verwandter Mittel aus. Im allgemeinen bewegt sich also die Wahl des Folgemittels in einem kleinen Kreis, was den Vorgang abkürzt, erleichtert. Immer entscheidet jedoch zuletzt die Ähnlichkeit.

Die Folgemittel bleiben zwar verwandte Folgemittel, bekommen aber einen anderen Sinn, wenn sie *homöodotarisch* gegenüber A eingesetzt werden. Dies könnte der Fall sein, wenn z. B. A eine für den Patienten ungünstige, übersteigerte Wirkung entfaltet oder, schlecht gewählt, die Behandlung verwirrt. Hier wird ein „Antidot", d. h. in Wahrheit ein Homöodot nötig (dies sollte einem in der Praxis möglichst nicht unterlaufen). Das beste Homöodot ist aber wieder kein anderes, als das homöopathisch am deutlichsten indizierte Folgemittel. Deshalb sind sowohl den Folgemitteln wie den Homöodoten die Spalten 3 und 4 gemeinsam.

Die Quellen für Spalte 3 sind Herings (= Hg.) „Guiding Symptoms" und seine „Condensed Materia Medica", ferner die „Key-notes" von H. N. Guernsey (= G) bzw. H. C. Allen (= A). Es sind dies drei von den vier wichtigsten ursprünglichen Quellen Gibson Millers. Die evtl. vorkommenden zweiten und dritten Grade entsprechen dem 3. und 4. Grad in Herings „Guiding Symptoms", die ersten Grade sind mit den gradlosen Angaben von Guernsey und Allen vermischt.

Spalte 4: Folgemittel / Homöodote (Bönninghausen, Boger)
Die vierte der wichtigsten Quellen Gibson Millers selbst war Bönninghausens „Manual". Es bleibt offen, was damit gemeint ist; sicher hat er nicht die „Konkordanzen" des Taschenbuchs (1846) übernommen. Jedenfalls muß Bönninghausen als ein Pionier auf dem Gebiet der Arzneiverwandtschaften im erneuerten „Gibson Miller" berücksichtigt werden. Obwohl zwischen ihm und den amerikanischen Quellen gewisse Verbindungen bestehen, rechtfertigt die intensive selbständige Befassung Bönninghausens mit der Verwandtschaft der Mittel, die auf seinem Geniusbegriff beruht, eine parallele Spalte „Folgemittel", um ihre Eigenart gegenüber der Spalte 3 zu wahren. Ihre erstmalige Einführung läßt dem Benutzer die Freiheit der Wahl zwischen den beiden Spalten bzw. ihrer Kombination. Praktisch erfüllt die Spalte 4 dieselben Funktionen wie Spalte 3. Bönninghausen hat fünf Indikationen für ihre Verwendung in

der Praxis genannt: 1. Die Mittel lassen sich als Folgemittel und zugleich als Homöodote verwenden; 2. diese Mittelgruppe wirkt als Folgemittel erfahrungsgemäß besser als die wenig oder nicht Verwandten des Mittels A; 3. sie eignet sich vor allem für die Behandlung der sogenannten einseitigen Krankheiten; 4. diese Mittel sind unentbehrlich für die Heilung chronischer Krankheiten; 5. an ihnen läßt sich die Wirkungssphäre der Arzneien, ihr Genius, studieren.

In Abwägung der Quellen wurde in Spalte 4 das Material von Bönninghausens „Verwandtschaften" (1853) in der leicht veränderten und erweiterten Formung durch Boger (1936) verwendet. Zusätzlich wurden die „Übersichten" über die antipsorischen bzw. nichtantipsorischen Arzneien aus Bönninghausens Repertorien in die Spalte 4 (wie auch in Spalte 5 und 6) eingearbeitet, und zwar aus seinen *eigenen, handschriftlich ergänzten* Exemplaren (aus dem Besitz von P. Schmidt) S. XXXII ff. bzw. S. XIX ff.

Spalte 5: Feinde
Ein feindliches Mittel X folgt – im Gegensatz zum Folgemittel oder Homöodot – nicht günstig auf A. Es verschlimmert die Symptome des Patienten und verwirrt sie. Gegenüber der Möglichkeit, durch Symptomenvergleiche zahlreiche Verwandtschaftsbeziehungen zwischen Mitteln aufzufinden und diese auch in der Praxis zu verifizieren, lassen sich feindliche Mittel nicht ohne weiteres aus ihrer Symptomatik erschließen. Die kaum oder nicht verwandten Mittel sind sich keineswegs deswegen schon feindlich. Im Gegenteil, fehlende Homöopathizität bedingt einfach Wirkungslosigkeit. Schon aus diesem Grund allein ist nicht mit zahlreichen „Feinden" zu rechnen. Nur aus gelegentlichen klinischen Erfahrungen, daß manche Mittel nicht nur indifferent, sondern sogar mit Schaden auf andere folgen, lernte man solche Beziehungen kennen. Dies erklärt die auffallend geringe Zahl von bekannten „Feinden" ge-

genüber den zahlreichen „Freunden". Findet man also nach vollbrachter Wirkung eines Mittels A ein feindliches Mittel X angezeigt, so sollte man seine Verabreichung vermeiden. Hat dagegen das Mittel A nichts verändert, war es also ohne therapeutische Beziehung zum Fall verabreicht worden, und zeigt eine klare homöopathische Indikation auf ein zum vorigen Mittel A feindliches Mittel, kann dieses natürlich unbedenklich gegeben werden.

Die Angaben in dieser Spalte stammen aus den nachfolgend angegebenen Literaturquellen.

Spalte 6: Diadote
Die diadotarische Arzneibeziehung ist keine homöopathische des Homöodots, sondern eine möglicherweise enantiopathische, oft auch allöopathische Beziehung. Diadote sind vorzüglich flüchtige, kurzwirkende, unpotenzierte Substanzen, die bei störenden, überstarken, chaotischen Folgen eines unpassend gewählten Mittels, bei zu starken Beschwerden bei Arzneiprüfungen, aber auch zum Abschluß einer Arzneiprüfung überhaupt angewandt werden. Auch bei überschießenden Reaktionen einer angezeigten homöopathischen Mittelgabe, wenn man kein potenziertes Folgemittel oder Homöodot geben will, sowie bei überempfindlichen Patienten oder bei einer (sehr seltenen) allgemeinen Unverträglichkeit von potenzierten Substanzen greift man zum Diadot. Gebräuchliche Diadote sind vor allem der Kampher, dann Essig und andere vegetabile Säuren, Riechmittel, Kaffee, Alkoholika etc. Sie wurden empirisch gefunden. Camphora ist übrigens, worauf schon Hering hingewiesen hat, keineswegs das vielseitige Antidot, jetzt im Sinne des Homöodots, für das es meist gehalten wird. Hering hält es allenfalls für ein Homöodot zu Cantharis. Dagegen ist es eines der häufigsten Diadote. Da in der Literatur häufig coff. (eigentlich also coffea cruda) als Antidot vermerkt wird, wird man darunter coffea tosta verstehen müssen, das dann aber als Diadot ge-

meint ist. Dasselbe trifft für Angaben von Aceticum acidum und Nitri spiritus dulcis zu. Möglich, daß diese auch echte Folgemittel und somit Homöodote für ein Mittel sein können, doch spricht mehr für ihre Rolle als Diadote. Es trägt dieser fernen Möglichkeit Rechnung, wenn diese Bezeichnungen in Spalte 3 bzw. 4 belassen wurden. Dies möge man beim Gebrauch dieser Spalten berücksichtigen. In praxi läßt man am besten wiederholt am Diadot riechen oder gibt es ein. Man kann dann, aber vorsichtiger, das indizierte Mittel nochmals verabreichen oder läßt es nach seiner Diadotierung weiterwirken.

Die Angaben dieser Spalte wurden vom Herausgeber aus den Antidotrubriken der genannten Quellenliteratur extrahiert. Zur Problematik s. o.

Spalte 7: Varia
Die Folgereihen, die hier ohne Anspruch auf Vollständigkeit angeführt sind, sind Erweiterungen von Folgemitteln, die sich in der Erfahrung der Tradition besonders häufig ergeben und bewährt haben. Diese beginnt bereits mit Hahnemann. Ihre Verwendung deckt sich mit den Möglichkeiten der Folgemittel (s. Spalte 3 und 4). Jeder Erfahrene weiß ihren Nutzen zu schätzen. Was zu Spalte 5 über die feindlichen Mittel gesagt wurde, gilt auch hier: Die Wirkungslosigkeit eines Mittels verlangt keinen Verzicht auf das indizierte Folgemittel, wenn es der Regel einer solchen Reihe widerspricht. In diesem Fall kann z. B. Lycopodium auf Sulphur folgen.

Bönninghausen behauptet sogar, daß auch Umstellungen der Reihe, wenn eine eindeutige Indikation vorliegt, keine ungünstigen Folgen nach sich ziehen müßten, im Gegenteil.

Die übrigen Bemerkungen stammen meist aus den Heringschen (Hg.) und Bönninghausenschen (Bö.) Quellen.

Eine längere Arbeit des Verfassers über die Arzneibeziehungen ist in Vorbereitung.

Arzneibeziehungen

Arzneiname / Abkürzung		Komplemente	Folgemittel/Homöodote (Hg., G, A)
Aconitum napellus	acon.	arn.	**arn.**, ars., **bell.**, berb., *bry.*, cact., canth., cocc., hep., ip., kali-br., **merc.**, puls., rhus-t., *sep.*, spig., spong. **sulph.**
Agaricus muscarius	agar.	calc.	bell., calc., cupr., merc., op., puls., rhus-t., sil.
Agnus castus	agn.		ars., bry., calad., ign., lyc. nat-m., puls., sel., sulph.
Allium cepa	all-c.	phos., puls., thuj.	arn., calc., cham., nux-v., sil., verat.
Aloe socotrina	aloe	sulph.	nux-v., lyc., sulph.
Alumen	alumn.		cham., ip., nux-v., sulph.
Alumina	alum.	bry., ferr.	arg-m., **bry.**, cham., ip., puls., verat.

(A) absolutes Folgemittel von

20

Folgemittel auf Grund von Erfahrung + Tradition

Folgemittel/Homöodote (Bö., Bo.)	Feinde	Diadote	Varia
arn., *ars.*, **bell.**, **bry.**, **canth.**, **cham.**, *coff.*, croc., dulc., gels., graph., *lyc.*, **merc.**, *mill.*, *nux-v.*, op., *ph-ac.*, *phos.*, *puls.*, **rhus-t.**, ruta, **sep.**, *Sulph.*, *valer.*, verat.		Kaffee, vegetabile Säuren, Wein	*Folgereihen:* acon. - bry. - phos. acon. - spong. - hep., acon. - sulph. - psor.
bell., **calc.**, *cocc.*, *coff.*, **lyc.**, *nit-ac.*, **nux-v.**, *petr.*, phos., *puls.*, *sep.*, **sil.**		*camph.*, Kaffee, Wein	
calc., con., graph., lyc., merc., nux-v., olnd., puls., rhod., sep., sulph.		*camph.*	
	all-s., aloe, squil.		
crot-t., gamb., gels., caust., hyos., mur-ac., nat-s., nux-v., olnd., ph-ac., *podo.*, **sulph.**		camph.	
bry., *calc.*, *cham.*, ign., *ip.*, lach., *lyc.*, *nat-m.*, phos., plb., *puls.*, verat.		camph.	*Folgereihe:* bry. - alum. Bei alum. ist cham. als Zwischen-

21

Arzneiname / Abkürzung		Komplemente	Folgemittel/Homöodote (Hg., G, A)
	(alum.)		
Ambra grisea	ambr.		coff., lyc., nux-v., puls., sep., staph., sulph.
Ammonium carbonicum	am-c.		arn., bell., calc., calc-s., hep., lyc., phos., puls., rhus-t., sep., sulph., verat
Ammonium muriaticum	am-m.		ant-c., coff., merc., nux-v., phos., puls., rhus-t., sanic
Anacardium orientale	anac.		coff., lyc., plat., puls.
Angustura vera	ang.		bell., bry., coff., lyc., sep.
Antimonium crudum	ant-c.	squil.	calc., hep., lach., *merc.*, puls., sep., sulph.
Antimonium tartaricum	ant-t.	bar-c., ip.	asaf., bar-c., chin., cocc., con., cina, ip., laur., *nit-ac* op., puls., rhus-t., *sep.*, sulph., ter.
Apis mellifica	apis	nat-m.	arn., ars., canth., carb-v., graph., hep., iod., lach., led., lyc., merc., nat-m.,

Folgemittel/Homöodote (Bö., Bo.)	Feinde	Diadote	Varia
			mittel nützlich. (Hg.)
bell., *calc.*, *lyc.*, nux-v., puls., staph., *sulph.*		camph., Kaffee	
brom., *calc.*, fl-ac., *hep.*, *phos.*, *sec.*		*camph.*	Kann nach Zwischenmitteln wiederholt werden. (Bö.)
ars., nux-v., *puls.*, *rhus-t.*		Kaffee	
calc., *coff.*, *con.*, *nat-m.*		Kaffee	
bry., calc., lyc., *rhus-t.*, tab., verb.		Kaffee	
ars., bism., brom., **hep.,** ip., **merc.,** puls., *sep.*, **sulph.**			
bell., *chin.*, *cocc.*, con., *ip.*, **nit-ac.,** *op.*, *puls.*, sep.	kali-s.	camph.	Bei Folgen von Pockenimpfung, wenn thuj. versagt und sil. nicht indiziert ist. (Hg.)
apoc., **ars.,** *bell.*, canth., carb-v., *chin.*, cocc., *dulc.*, ferr.,	rhus-t.	apis hoch, ip. tief	*Folgereihe:* apis - nat-m. - sep.

Arzneiname / Abkürzung		Komple-mente	Folgemittel/Homöodote (Hg., G, A)
	(apis)		phos., puls., stram., sulph
Argentum metallicum	**arg-m.**		*ars.,* calc., merc., *nat-m.,* puls., rhus-t., sep.
Argentum nitricum	**arg-n.**	puls.	ars., bell., calc., iod., kali c., lyc., merc., **nat-m.,** pu sep., sil.
Arnica montana	**arn.**	**acon.,** nat-s., psor., **sulph.**	*acon.,* ars., bell., berb., bry., cact., calc., calen., chin., con., ign., ip., phos psor., puls., rhus-t., ruta, sul-ac., sulph., symph., verat.
Arsenicum album	**ars.**	all-s., carb-v., kali-bi., phos.	apis, aran., arn., bar-c., bell., cact., calc-p., calen carb-v., cham., chin., chi s., cic., euph., ferr., fl-ac., graph., hep., iod., ip., kal i., lach., lyc., merc., op., nux-m., nux-v., ran-s., samb., tab., *sulph.,* verat

Folgemittel/Homöodote (Bö., Bo.)	Feinde	Diadote	Varia
graph., *hell.*, hep., iod., kali-c., *kali-i.*, lach., *lyc.*, merc., mill., **nat-m., puls.**, rhus-t., sep., *sulph.*, **urt-u.**			Chronische Mittel von apis: bar-c., nat-m (Bö.)
merc.	alum., plat.		
arg-m., **ars.**, aur., bar-c., bell., carb-v., con., cupr., gels., hell., hep., lyc., merc., merc-c., nat-m., nit-ac., plb., *puls., thuj.*, zinc.	coff.		
acon., apis, *ars.*, bry., cann-s., caps., *chin.*, **cic.,** *ferr., ign.,* **ip.,** merc., mill., phyt., *puls.*, rhus-t., sabin., samb., *squil., seneg., verat.*, **zinc.**	Wein (Bö.)	*camph.*, Essig, Kaffee, Wein	*Folgereihe:* arn. - rhus-t. - calc.
acon., am-m., *ant-c., arn.*, **apis,** bar-c., brom., *bry.,* calc., *carb-v.,* **cham.,** chin., coff., colch., *dig.,* dulc., euph., **ferr.,** *graph.,* **hep.,** *ign.,* **iod., ip.,** *kali-bi.,* kali-c., **kreos.,** lach., **lyc.,** mag-c., **merc., merc-c.,** mosch., mur-ac., *nat-*		camph.	*Folgereihen:* sulph. - ars. - sulph. ars. - thuj. - tarent. Selten zu wiederholen. (Bö.)

Arzneiname / Abkürzung		Komple-mente	Folgemittel/Homöodote (Hg., G, A)
	(ars.)		
Arum triphyllum	**arum-t.**		bell., euph., puls.
Asa foetida	**asaf.**		caust., *chin., merc., puls.* thuj., valer.
Asarum europaeum	**asar.**		bism., caust., puls., sil., s ac.
Asterias rubens	**aster.**		plb., zinc.
Aurum foliatum	**aur.**		acon., bell., calc., chin., cocc., cupr., lyc., merc., ac., puls., rhus-t., sep., sc n., spig., sulph., syph.
Badiaga	**bad.**		lach.

26

Folgemittel/Homöodote (Bö., Bo.)	Feinde	Diadote	Varia
m., **nux-v.,** *petr., ph-ac., phos.,* plb., ran-s., **rhus-t.,** *samb., sec., sep., sil., squil.,* stann., *staph.,* sul-ac., **sulph.,** *verat.*			
	calad.	Essig	Weder tief geben noch oft wiederholen. (Hg.)
arg-n., aur., *caust.,* **chin.,** meny., **merc.,** *nit-ac., ph-ac.,* plat., *puls.,* sep.		camph.	
cupr., nux-v., phos.		camph., *Essig,* vegetabile Säuren	
	Kaffee nux-v.		
asaf., calc., coff., *merc., nux-v.,* phos., *puls.*		camph., coff., Kaffee	

Arzneiname / Abkürzung		Komplemente	Folgemittel/Homöodote (Hg., G, A)
Baptisia tinctoria	**bapt.**		ham., nit-ac., ter.
Baryta carbonica	**bar-c.**	dulc.	ant-t., bell., calc., cham., con., dulc., merc., phos., psor., puls., rhus-t., sep., sil., sulph., tub., zinc.
Belladonna (Atropa b.)	**bell.**	calc., hep.	acon., ars., aster., cact., carb-v., cham., chin., cof con., dulc., hep., hyos., lach., merc., mosch., mur ac., nux-v., op., puls., rhu t., sabad., seneg., sep., stram., sulph., valer., verat.
Berberis vulgaris	**berb.**		bell., lyc.

Folgemittel/Homöodote (Bö., Bo.)	Feinde	Diadote	Varia
ars., calc., nux-v., sep., **zinc.**	calc.	**camph.,** *coff.*	Akutmittel von bar-c. ist apis (Bö)
acon., *agar., ambr., ant-t., apis., bry.,* **calc.,** *cann-s., canth., caust., cham., chin.,* cic., cina, *coff., colch., coloc., croc., cupr.,* dig., gels., **glon.,** *graph.,* hell., **hep., hyos., iod., lach.,** *merc.,* **mosch.,** *nit-ac.,* **nux-v.,** *op., ph-ac.,* phyt., plat., *plb.,* **puls.,** *rheum., rhus-t., sars., seneg.,* **sep.,** sil., *stram.,* sulph., *valer.*	Essig	**camph.,** Kaffee, Wein	*Folgereihen:* hep. - merc. - bell. - lach. bell. - calc. - tub. Stram. ist nützlich bei Keuchhusten, wenn bell. zu stark gewirkt hat. (Hg.) Wenn nach bell. starkes Verlangen nach Zitronensaft auftritt, diesen erlauben, da er die Genesung beschleunigt. (Hg.)
		camph.	

Arzneiname / Abkürzung		Komple-mente	Folgemittel/Homöodote (Hg., G, A)
Bismuthum subnitricum	**bism.**		bell., calc., caps., nux-v., puls., sep.
Borax veneta	**bor.**		ars., bry., calc., cham., co lyc., nux-v., phos., sil.
Bovista lycoperdon	**bov.**		alum., calc., rhus-t., sep., verat.
Bromium	**brom.**		am-c., arg-n., kali-c., mag-c., op.
Bryonia alba (dioica)	**bry.**	alum., rhus-t.	acon., **alum.**, ant-t., ars., arg-n., bell., berb., cact., calc-f., *carb-v.*, *cham.*, chel., clem., coff., dulc., ign., kali-c., mur-ac., nux v., phos., puls., rhus-t., sabad., seneg., sep., squi sulph.
Cactus grandiflorus	**cact.**		acon., chin., dig., eup-pe lach., nux-v., sulph.
Cadmium sulphuricum	**cadm-s.**		bell., carb-v., nit-ac.

Folgemittel/Homöodote (Bö., Bo.)	Feinde	Diadote	Varia
ant-c., *bell.*, **calc.**, cocc., ign., spig., staph.		Kaffee	
apis, bry., *calc.*, *cham.*, coff., gels., *sil.*, *stram.*, sulph.	Essig Wein	coff., Kaffee	wirkt sehr lange (Bö.)
apis, nit-ac., *selen.*, sil.	Kaffee	*camph.*	
am-c., ant-c., ars., cham., coff., fl-ac., *hep.*, *iod.*, kreos., mag-c., nat-m., op., phos., *spong.*		camph.	
acon., alum., ang., *ars.*, bell., bor., *calc.*, carb-v., caust., *chin.*, clem., coloc., *dulc.*, guaj., iod., ip., *kali-c.*, led., lyc., mez., **mill., mur-ac.,** phos., phyt., **puls., ran-b., rhod., rhus-t.,** *seneg.*, sep., squil., verat.		**camph.** Kaffee	*Folgereihen:* acon. - bry. - phos. bry. - alum. bry. - rhus-t. - calc.
		camph.	

31

Arzneiname / Abkürzung		Komplemente	Folgemittel/Homöodote (Hg., G, A)
Caladium seguinum	**calad.**	nit-ac.	acon., canth., **caps.**, carb-an., *ign.*, hyos., puls., merc., sep., zing.
Calcarea arsenicosa	**calc-ar.**		carb-v., con., glon., op., puls.
Calcarea fluorica nat.	**calc-f.**		calc-p., nat.-m., sil.
Calcarea ostrearum	**calc.**	cupr., hep., lyc.	agar., aster., bell., bism., bor., bry., calc-f., caust., dulc., graph., iod., ip., kal-bi., **lyc.**, merc., nat-c., **nit-ac.**, *nux-v.*, phos., plat., podo., puls., rhus-t., sars., sep., sil., sulph., ther.
Calcarea phosphorica	**calc-p.**	chin., ruta, tril.	iod., nat-m., psor., rhus-t., sanic., sulph.
Calendula officinalis	**calen.**	hep., sal-ac.	arn., *ars.*, *bry.*, hep., *nit-a*, *phos.*, *rhus-t.*

Folgemittel/Homöodote (Bö., Bo.)	Feinde	Diadote	Varia
canth., **caps.**, ign., nux-v.	arum-t. u. a. Araceae		
agar., agn., alum., *am-c.*, *ambr.*, anac., ang., ars., aur., bar-c., **bell.**, **bism.**, *bor.*, *bry.*, **calc-p.**, *cann-s.*, caust., chel., *chin.*, *cocc.*, cupr., *fl-ac.*, graph., ign., iod., **ip.**, *kali-c.*, kali-n., **lyc.**, *mag-m.*, meny., merc., **nat-c.**, **nit-ac.**, **nux-v.**, *petr.*, *ph-ac.*, phos., *rhus-t.*, sabin., **sars.**, **puls.**, *selen.*, *sep.*, sil., **sulph.**	bar-c., *nit-ac.*, **sulph.**	camph., nit-s-d.	*Folgereihen:* bell. - calc. - tub. bry. - rhus-t. - calc. arn. - rhus-t. - calc. rhus-t. - calc. - tub. sulph. - calc. - lyc. - sulph. sulph. - calc. - lyc. - led. - ther. Calc. nur bei Kindern zu wiederholen. (Bö.)
calc., calc-f., phos., sil.			
	camph.		Zur Vorbeugung schwerer

33

Arzneiname / Abkürzung	Komplemente	Folgemittel/Homöodote (Hg., G, A)
(calen.)		
Camphora (**laurus camph.**)	**camph.**	ant-t., ars., bell., cocc., dulc., nux-v., **op.**, phos., rhus-t., verat.
Cannabis sativa	**cann-s.**	*bell., hyos.*, **lyc.**, merc., *nux-v.*, op., **puls.**, rhus-t., verat.
Cantharis vesicatoria	**canth.**	kali-bi.	*acon.*, apis, *ars.*, bell., **camph.**, iod., kali-bi., kali-n., laur., merc., phos., *puls.,* rheum., sep., sulph.
Capsicum annuum	**caps.**		bell., calad., chin., cina, lyc., puls., sil., sul-ac.
Carbo animalis	**carb-an.**	calc-p.	*ars.*, aster., **bell.**, *bry.*, carb-v., nit-ac., nux-v., phos., puls., **sep., sil.**, *sulph.*, verat.

34

Folgemittel/Homöodote (Bö., Bo.)	Feinde	Diadote	Varia
			Eiterungen und von Wundsepsis (Hg.)
brom., *canth.*, *glon.*, **op.**, sec., verat.	nit-s-d.	Kaffee (in einigen Fällen) (Hg.)	In den meisten Fällen ist Riechen an Campher nicht homöopathisch, sondern palliativ. (Hg.)
apis, arg-n., arn., *bell.*, *calc.*, canth., coloc., *euph.*, meny., merc-c., nat-m., *nit-ac.*, *puls.*, *thuj.*		camph.	
acon., apis, *bell.*, calad., *cham.*, cann-s., *laur.*, **lyc., puls.**	coff. Kaffee	**camph.**	
arn., **calad.**, cham., chin., **cina**, ign., merc-c., nux-v., puls.		camph.	*Folgereihen:* caps. - kali-bi. caps. - sil.
carb-v., rhod., *thuj.*		camph., Essig	

Arzneiname / Abkürzung		Komple-mente	Folgemittel/Homöodote (Hg., G, A)
Carbo vegetabilis	**carb-v.**	chin., kali-c.	acon., *ars.*, **chin.,** dros., *kali-c.,* lach., nux-v., lyc., ph-ac., puls., sep., sulph., verat.
Causticum	**caust.**	carb-v., petros.	ant-t., arum-t., asaf., bry., calc., coff., coloc., guaj., kali-i., lyc., nux-v., puls., rhus-t., ruta, sep., sil., stann., sulph.
Chamomilla (Matricaria ch.)	**cham.**	bell., mag-c.	*acon.,* alum., bell., bor., bry., cact., calc., chin., cocc., coff., coloc., con., *ign.,* merc., *nux-v.,* **puls.,** rhus-t., sep., sil., sulph.
Chelidonium maius	**chel.**	lyc., merc-d.	acon., ars., cham., coff., cor-r., led., lyc., nux-v., sep., spig., sulph.

36

Folgemittel/Homöodote (Bö., Bo.)	Feinde	Diadote	Varia
arg-n., ars., bry., carb-an., **chin.,** dulc., *ferr., ign.,* ip., kali-c., *lach.,* **merc.,** *nat-m., nat-s.,* nit-ac., *nux-v.,* op., *petr., puls.,* rhod., sep., *sulph.,* verat.		camph., nit-s-d., Kaffee	
asaf., bell., bry., calc., *clem., cocc.,* coloc., *cupr.,* gels., *graph.,* hep., *ign.,* kali-bi., kreos., *lach.,* lyc., **nat-c., nit-ac.,** *nux-v., phos., plat.,* **plb.,** *puls., rhod., rhus-t.,* **sep.,** *sil.,* **sul-ac., sulph.**	Kaffee, Säuren, coff., phos.	Kaffee, nit-s-d.	*Folgereihen:* coloc. - staph. - caust. coloc. - caust. - staph. Läßt sich mit Vorteil wiederholen (Bö.) *Zwischenmittel:* ars., cupr., ign., podo., puls., rhus-t., sep., stann. (Hg.)
acon., alum., apis, *ars., bell., bor.,* caps., *chin.,* cina, **cocc.,** *coff.,* coloc., **hep., ign.,** ip., kreos., lyc., **mag-c., nux-v.,** petr., **puls.,** *rheum,* rhus-t., stram., *sulph.,* valer.	zinc.	camph., **Kaffee**	*Folgereihe:* cham. - grat.
calc., lyc., puls., sulph., merc.	bry.	Kaffee, Säuren, Wein	

Arzneiname / Abkürzung		Komplemente	Folgemittel/Homöodote (Hg., G, A)
China officinalis	**chin.**	ferr.	acet-ac., apis, aran., **arn., ars.,** asaf., **bell.,** bry., *calc.* calc-p., **carb-v.,** caust., *cham.,* cina, eup-per., *fer* **ip.,** lach., led., lyc., meny. merc., nat-c., nux-m., nux v., ph-ac., phos., **puls.,** rhus-t., sep., *sulph.,* **verat**
Cicuta virosa	**cic.**	carb-v., ferr., kali-c.	*arn.,* bell., hep., op., puls. rhus-t., sep.
Cimicifuga racemosa (Actaea racem.)	**cimic.**		acon., bapt., cupr.
Cina maritima	**cina**	calc., dros., sulph.	calc., caps., chin., ign., nux v., pip-n., plat., rhus-t., puls., sil., stann.
Cistus canadensis	**cist.**		bell., carb-v., mag-c., pho rhus-t., sep.
Clematis erecta	**clem.**		bry., calc., cham., rhus-t., sep., sil., sulph.
Cocculus indicus	**cocc.**	petr.	ars., bell., cham., cupr., hep., ign., lyc., nux-v., pu rhus-t., sulph.

Folgemittel/Homöodote (Bö., Bo.)	Feinde	Diadote	Varia
am-c., *ant-t.*, *apis*, **arn.**, **ars.**, **asaf.**, **bell.**, *bry.*, *calc.*, caps., **carb-v.**, *cham.*, *cina*, *cupr.*, cycl., dig., **ferr.**, fl-ac., *hell.*, *iod.*, **ip.**, **lach.**, **mang.**, **merc.**, mill., *nat-m.*, nux-v., *ph-ac.*, phos., plb., **puls.**, samb., *sep.*, stann., sul-ac., *sulph.*, **verat.**	dig. sel.	Tee, Salbei	Nützlich bei Folgen von exzessivem Teegenuß (Hg.)
arn., bell., dulc., lyc., merc., op., rhus-t., stram., verat.		Kaffee, Tabak	
bell., **caps.**, *chin.*, dros., hyos., merc., phos., verat.		camph., Pfeffer	
	Kaffee		
bry., *graph.*, *merc.*, **rhod.**, *rhus-t.*		*camph.*	
agar., *ant-t.*, bism., *calc.*, caust., **cham.**, cupr., **ign.**, ip., kali-c., mosch., nux-m., *nux-v.*, olnd.	Kaffee	*camph.*	

Arzneiname / Abkürzung		Komplemente	Folgemittel/Homöodote (Hg., G, A)
Coffea cruda	**coff.**	acon.	**acon.,** aur., bell., cham., chin., fl-ac., ign., lyc., merc., nux-v., op., puls., sulph.
Colchicum autumnale	**colch.**	ars., spig.	bell., carb-v., cocc., led., merc., *nux-v., puls.,* rhus sep., spig.
Collinsonia canadensis	**coll.**	aesc.	aesc., aloe, con., nux-v.
Colocynthis (Cucumis coloc.)	**coloc.**	caust., merc., staph.	bell., bry., caust., cham., coff., merc., nux-v., op., puls., spig., **staph.**
Conium maculatum	**con.**	phos. sil.	arn., ars., aster., bell., cal chin., cic., coff., dros., lyc nit-ac., nux-v., phos., psc puls., rhus-t., stram., sulph., valer.

Folgemittel/Homöodote (Bö., Bo.)	Feinde	Diadote	Varia
acon., agar., anac., ars., aur., *bell.*, bor., brom., caps., *cham.*, **coloc.**, con., *ign.*, mag-c., merc., mosch., *nux-v.*, *op.*, *puls.*, sulph., teucr., *valer.*, verat.	canth., caust., cocc., ign.	Essig	
ars., *bell.*, *fl-ac.*, merc., *nux-v.*, op., *puls.*, tab.	Essig	camph., Honigessig	
bell., bry., cann-s., *caust.*, cham., **coff.**, mag-c., merc-c., *phyt.*, rheum., sec., **staph.**		**camph., Kaffee**	*Folgereihen:* coloc. - staph. - caust. coloc. - caust. - staph.
agn., anac., ant-t., *arg-n.*, coff., cupr., cycl., dig., dulc., **gels., lach.,** *lyc., nit-ac.*, nux-v., *puls., sep., tab.*		Kaffee, nit-s-d., Wein	Paßt auf Personen, die keinen Alkohol vertragen, während sie in der Krankheit oft durch Wein und andere Alkoholika gebessert werden. (Hg.) Andere chronische

Arzneiname / Abkürzung		Komple-mente	Folgemittel/Homöodote (Hg., G, A)
	(con.)		
Crocus sativus	**croc.**		acon., bell., chin., nux-v., *op.*, puls., sulph.
Crotalus horridus	**crot-h.**		lach.
Croton tiglium	**crot-t.**		ant-t., kali-br., rhus-t.
Cuprum metallicum	**cupr.**	calc.	ars., *bell.,* calc., caust., cham., chin., cic., cocc., *con.,* dulc., **hep.,** hyos., ip kali-n., merc., *nux-v.,* pu verat.
Cyclamen europaeum	**cycl.**		coff., phos., puls., rhus-t. sep., sulph.
Digitalis purpurea	**dig.**		apis, acet-ac., bell., bry., calc., cham., chin., lyc., n ac., nux-v., op., phos., pu sep., serp., sulph., verat.

Folgemittel/Homöodote (Bö., Bo.)	Feinde	Diadote	Varia
			Mittel müssen con. vorhergehen. (Bö.)
acon., bell., *op.*, plat.		Kaffee	
		Alkohol, camph., Kaffee, strahlende Wärme	
bell., calc., *caust.*, *chin.*, cic., *cocc.*, con., *dulc.*, **hep.**, *hyos., ign., ip., lyc.*, merc., *nux-v., op.*, ph-ac., phyt., **puls.**, sep., sil., sulph., **verat.**		*camph.*	
con., *puls.*		camph., Kaffee	
ars., bell., chin., con., glon., merc., *nux-v., op.*, ph-ac., phos., *plat., puls.*, spig., sul-ac.	chin., nit-s-d.	camph., Zitronensaft	

Arzneiname / Abkürzung		Komple-mente	Folgemittel/Homöodote (Hg., G, A)
Drosera rotundifolia	**dros.**	sulph., verat.	calc., cina, con., puls., sulph., verat.
Dulcamara (Solanum d.)	**dulc.**	bar-c., nat-s.	agar., bell., cupr., ip., kal:c., merc.
Eupatorium perfoliatum	**eup-per.**		nat-m., sep.
Euphorbium officinarum	**euph.**		ferr., lach., op., puls., sep sulph.
Euphrasia off.	**euphr.**		acon., calc., caust., con., nux-v., phos., puls., rhus-sil., sulph.
Ferrum metallicum	**ferr.**	alum., chin., ham.	acon., arn., ars., bell., chi con., **hep.,** ip., lyc., merc. phos., puls., sulph., verat
Fluoricum acidum	**fl-ac.**	coca, sil.	graph., nit-ac.

Folgemittel/Homöodote (Bö., Bo.)	Feinde	Diadote	Varia
cina, hep., *ip.*, *nux-v.*, sep., *spong.*, *verat.*		camph.	
acon., ars., *bry.*, cic., con., *cupr.*, led., *merc.*, nux-v., ph-ac., *phyt.*, puls., *rhus-t.*, *sep.*, sulph.	bell., lach.	camph., Essig	Kaffee schadet nicht. (Bö.)
ars., fl-ac., kreos., lyc., *merc.*, *merc-c.*, mez., *puls.*, rhus-t., sep., *zinc.*		Bier, camph., Essig, Kaffee, (Zitronensaft)	
cann-s., *hep.*, *nux-v.*, spig.		camph.	
apis, *arn.*, **ars.**, bor., carb-v., *chin.*, glon., **hep.**, *ip.*, *puls.*, sul-ac., *sulph.*, *verat.*	Bier Tee	Tee	Geeignet bei langwierigen Tee- und Alkoholfolgen. (Hg.)
am-c., bor., *calc.*, chin., *coloc.*, **graph.**, hep., merc-c., nit-ac., sep., *sil.*, *sul-ac.*			*Folgereihen:* puls. - lyc. - fl-ac. puls. - sil. - fl-ac.

Arzneiname / Abkürzung		Komple-mente	Folgemittel/Homöodote (Hg., G, A)
Gambogia (Gummi gutti)	**gamb.**		coloc., kali-c., op.
Gelsemium sempervirens	**gels.**	sep.	bapt., cact., chin., dig., ip nux-m.
Glonoinum	**glon.**	bell.	**acon.**, nux-v.
Graphites naturalis	**graph.**	ars., caust., ferr., hep., lyc., sulph.	acon., *ars.*, euph., *nux-v.*, sil.
Guajacum officinale	**guaj.**		calc., merc., nux-v.
Hamamelis virginiana	**ham.**		arn., chin., puls.
Helleborus niger	**hell.**	zinc.	bell., bry., chin., lyc., nux v., phos., puls., sulph., zin
Hepar sulphuris calcareum	**hep.**	iod., sil.	acon., arn., ars., arum-t., **bell.,** bry., *cham.,* iod., lach., merc., nit-ac., nux-v., puls.,

Folgemittel/Homöodote (Bö., Bo.)	Feinde	Diadote	Varia
		camph., Kaffee	
anac., arg-n., bapt., bell., bor., *caust.*, con., kalm., mur-ac., op., phos., phys., pic-ac., **sep.,** *tab., verat.*		Kaffee	
aml-ns., apis, *bell.,* cact., ferr., gels., meli., nat-c., nat-m., op., phos., sang., stram., sulph.		camph., Kaffee	
acon., agn., apis, *ars., bell.,* calc., *caust.,* **fl-ac.,** guaj., kali-c., *lyc.,* mag-c., **nat-c.,** nit-ac., *nux-v., phos.,* **puls.,** *sep.,* sil., sulph., *thuj.*		Wein	Nur selten zu wiederholen (Bö.)
bry., graph., kreos., merc., *phyt.*			
		camph.	
apis, bell., *chin.*, gels., phos.		camph.	
am-c., **ant-c.,** apis, arg-n., **ars., bell.,** *brom.*, caust., **cham.,** **cupr.,** dros., *euphr.,*		Essig und vege- tabile	*Folgereihen:* acon. - spong. - hep. hep. - merc. -

Arzneiname / Abkürzung		Komplemente	Folgemittel/Homöodote (Hg., G, A)
	(hep.)		rhus-t., sep., sil., spong., zinc.
Hyoscyamus niger	**hyos.**		bell., chin., puls., stram., verat.
Hypericum perforatum	**hyper.**	arn.	ars., cham., sulph.
Ignatia amara	**ign.**	aur., nat-m.	arn., ars., bell., calc., caus., chin., cocc., kali-bi., lyc., nux-v., **puls.,** rhus-t., sep., sil., sulph.
Iodium purum	**iod.**	bad., lyc., sil.	acon., ant-t., apis, arg-n., ars., bell., calc., calc-p., chin., chin-s., ferr., graph., **hep.,** hyos., kali-bi., lyc., merc., op., phos., puls., spong., sulph., thuj.

Folgemittel/Homöodote (Bö., Bo.)	Feinde	Diadote	Varia
ferr., ign., **iod., lach.**, lyc., **merc.**, merc-c., *nit-ac., rhus-t., sep.*, **sil., spong.**, sulph., *thuj.*, **zinc.**		Säuren	bell. - lach. merc. - hep. - sil. hep. läßt sich mit Vorteil wiederholen. (Bö.)
bell., *cina, cupr.*, gels., op., *ph-ac.*, plb., **stram.**, tab., *valer., verat.*		camph., Essig, Zitronensaft	Hyos. verstärkt oft die Wirkung von bell. oder stram.
alum., *arn.*, ars., *bism.*, calad., calc., caps., *carb-v., caust.*, **cham.**, cocc., *coff., cupr.*, hep., ip., lyc., *nux-v.*, ph-ac., *plat., puls.*, ruta, *sel.*, stram., teucr., valer., **zinc.**	coff., nux-v. tab.	*camph.*, Essig, Kaffee	*Folgereihe:* ign. - nat-m. - sep.
apis, *ars.*, **bell,** *brom., bry.*, calc., *chin.*, **hep.**, kali-c., lyc., *merc.*, par., *phos.*, sil., *spong.*, sulph.		camph., Kaffee	

Arzneiname / Abkürzung		Komplemente	Folgemittel/Homöodote (Hg., G, A)
Ipecacuanha	**ip.**	calc., cupr.	ant-c., ant-t., arn., ars., bell., bry., cact., cadm-s., calc., cham., chin., cupr., ign., nux-v., phos., podo., puls., rheum., sep., sulph tab., verat.
Kali bichromicum	**kali-bi.**	ars., phos., psor., sep.	ant-t., ars., berb., lach., puls.
Kali bromatum	**kali-br.**		cact., fl-ac., nux-v., zinc.
Kali carbonicum	**kali-c.**	carb-v., nit-ac., phos.	ars., carb-an., carb-v., coff., fl-ac., kali-lyc., nit-ac., phos., puls., sep., sil., sul-ac., sulph.

Folgemittel/Homöodote (Bö., Bo.)	Feinde	Diadote	Varia
alum., ant-c., **ant-t., arn., ars.**, bry., **calc.**, carb-v., cham., *chin.*, cocc., *cupr., dros., ferr.*, ign., *kali-n., laur.*, **nux-v.**, op., phos., *puls.*, sul-ac., tab., *verat.*		Tabak	
ars., brom., caust., cinnb., cocc., ferr., hep., hydr., *graph.*, iris, *kali-c.*, kali-i., lach., *osm., merc.*, mez., nit-ac., phyt., **puls.**, sep., sil., spong., staph., sulph., teucr., thuj.			*Folgereihe:* caps. - kali-bi.
		camph., Kaffee, vegetabile Säuren nit-s-d.	
apis, arg-n., *ars., bry.*, *calc.*, carb-v., cocc., **kali-bi.**, laur., *lyc.*, mag-c., nat-c., nat-m., **nit-ac.**, nux-v., *phos.*, **puls.**, sil.		camph., Kaffee nit-s-d.	

Arzneiname / Abkürzung		Komple-mente	Folgemittel/Homöodote (Hg., G, A)
Kali iodatum	**kali-i.**		aur., hep., phos.
Kali nitricum	**kali-n.**		bell., calc., puls., rhus-t., sep., sulph.
Kali sulphuricum	**kali-s.**	dulc.	ars., calc., hep., kali-c., puls., rhus-t., sep., sil., sulph.
Kalmia latifolia	**kalm.**		acon., bell.
Kreosotum	**kreos.**	sulph.	acon., bell., calc., kali-c., lyc., nit-ac., nux-v., rhus-sep.
Lachesis muta	**lach.**	*ars.,* calc., *carb-v.,* hep., lyc., nit-ac.	acon., alum., ars., bell., brom., cact., carb-v., caust., chin., cic., con., euph., hep., hyos., kali-c., kali-bi., lac-c., lyc., merc nat-m., nit-ac., nux-v., olnd., ph-ac., phos., puls., rhus-t., sil., sulph., taren
Laurocerasus (Pruñus l.)	**laur.**		*am-c.,* bell., carb-v., *hyos.,* ip., *lach.,* nux-m., op., phos., puls., verat.

Folgemittel/Homöodote (Bö., Bo.)	Feinde	Diadote	Varia
aml-ns., calc., *glon.*, *ip.*, meli.	camph.	nit-s-d.	
		Essig	
arn., *ars.*, brom., carb-ac., carb-v., *caust.*, cham., chin., *eupi*, graph., *merc-c.*, nat-m., nit-ac., **nux-v.**, petr., sec., sep., sulph.	carb-v.		
alum., apis, *ars.*, **bell.**, carb-v., **caust.**, chin., **con.**, gels., **hep., lyc., merc.,** nat-m., *nux-v.*, *ph-ac.*, **plat., puls.,** *stann.*, sul-ac., zinc.	am-c., carb-ac., dulc., nit-ac., sep.	Bier, Kaffee, Säuren, Wein, Zitronensaft	*Folgereihe:* hep. - merc. - bell. - lach.
canth., **hydr.-ac.**, *ip.*, kali-c., merc., spig.		camph., Essig, Kaffee	

Arzneiname / Abkürzung		Komplemente	Folgemittel/Homöodote (Hg., G, A)
Ledum palustre	**led.**	chin., sep.	acon., bell., bry., chel., nux-v., puls., rhus-t., sul-ac., sulph.
Lilium tigrinum	**lil-t.**		helon., nux.-v., puls
Lycopodium clavatum	**lyc.**	**calc.,** carb-v., graph., iod., kali-i., lach., puls.	acon., anac., bell., bry., **calc.,** camph., carb-v., caust., *cham.*, coff., colch dulc., graph., hyos., kali-c **lach.,** led., *nux-v.,* phos., **puls.,** sep., sil., stram., *sulph.,* ther., verat.

Folgemittel/Homöodote (Bö., Bo.)	Feinde	Diadote	Varia
bry., dulc., lyc., puls.	chin.	camph.	*Folgereihe:* sulph. - calc. - lyc. - led. - ther.
acon., *agar.*, agn., alum., ambr., ang., *apis*, arg-n., **ars.**, *bry.*, **calc., canth.,** caust., **cham.,** chel., chin., cic., *cina, con., cupr.,* euph., *graph.,* hep., ign., iod., *kali-c.,* **lach.,** led., mag-m., *mang.,* merc., *mur-ac.,* **nat-c.,** nat-s., nit-ac., **nux-v.,** *petr.,* ph-ac., phos., **puls.,** *rhus-t., sep.,* sil.	Kaffee	camph., Kaffee	*Folgereihen:* sulph. - calc. - lyc. - sulph. puls. - lyc. - fl.-ac. sulph. - calc. - lyc. - led. - ther. Bei chronischen Krankheiten nicht mit lyc., sondern mit anderen chronischen Mitteln beginnen, außer es ist zweifelsfrei indiziert. (Hg.) Eine Gabe carb-v. wöchentlich fördert die Wirkung von lyc. (Hg.)

Arzneiname / Abkürzung		Komple-mente	Folgemittel/Homöodote (Hg., G, A)
Magnesia carbonica	**mag-c.**	cham., rheum.	ars., caust., cham., coloc., merc., nux-v., phos., puls., rheum., sep., sulph.
Magnesia muriatica	**mag-m.**		ars., bell., **cham.,** lyc., nu m., nux-v., puls., sep.
Manganum aceticum aut carbonicum	**mang.**		coff., merc., puls., rhus-t., sulph.
Medorrhinum	**med.**		ip., sulph., thuj.
Menyanthes trifoliata	**meny.**		caps., lach., lyc., puls., rhus-t., verat.
Mercurius corrosivus	**merc-c.**		
Mercurius solubilis H.	**merc.**	bad., bell., hep.	ant-c., arg-m., ars., asaf., aur., *bell.,* bry., calad., calc., calc-p., *carb-v.,* caust., *chin.,* clem., con., cor-r., cupr., dulc., ferr., ac., guaj., *hep.,* iod., kali-bi., kali-chl., kali-i., *lach.,* lyc., mag-m., mez., mur-ac., *nit-ac.,* op., phos., podo., puls., rhus-t., ruta sars., sep., sil., staph., sti

Folgemittel/Homöodote (Bö., Bo.)	Feinde	Diadote	Varia
ars., brom., *cham.*, coff., *coloc.*, graph., *kali-c.*, mag-m., *nux-v.*, puls., rheum		Kaffee	
calc., lyc., mag-c., nux-v., **sep.**, sulph.		camph.	
bry., **chin.**, *lyc.*, puls.		camph., Kaffee	
asaf., calc., cann-s., plat., sep.		camph.	
ars., aur., bell., cadm-s., *canth.*, kali-bi., kali-i., kreos., lach., **merc.**, nit-ac., nux-v., sul-ac., verat.			
acon., agn., aloe, **ant-c.**, apis, arg-m., arg-n., arn., ars., **asaf.**, *aur.*, **bell.**, bry., *calc.*, **carb-v.**, **chin.**, cic., cina, clem., coff., colch., *cupr.*, dig., *dulc.*, **euph.**, guaj., **hep.**, *iod.*, kali-bi., **lach.**, laur., lyc., **merc-c.**, *mez.*, **nit-ac.**, nux-v.,	sil.	camph. merc. hoch, wenn alle Symptome passen. (H. N. G.)	*Folgereihen:* hep. - merc. - bell. - lach. merc. - hep. - sil. Sulph. verstärkt die Wirkung von merc. (Bö)

Arzneiname / Abkürzung		Komple-mente	Folgemittel/Homöodote (Hg., G, A)
	(merc.)		stram., **sulph.**, thuj., vale
Mezereum (Daphne m.)	**mez.**	merc.	acon., bry., calc., caust., ign., kali-i., lyc., *merc.*, nux-v., phos., puls., rhus-
Moschus	**mosch.**		
Muriaticum acidum	**mur-ac.**		bry., calc., kali-c., nux-v. puls., sep., sil., sulph.
Natrum carbonicum	**nat-c.**	sep.	calc., nit-ac., nux-v., puls **sep.,** sulph.
Natrum muriaticum	**nat-m.**	apis, ign., sep.	apis, ars., bry., calc., kali nux-v., **phos.,** puls., rhus *sep.,* sulph., thuj.
Natrum sulphuricum	**nat-s.**	ars. thuj.	ars., bell., calc-s., nat-m.

Folgemittel/Homöodote (Bö., Bo.)	Feinde	Diadote	Varia
op., ph-ac., *phyt.*, plat., podo., *puls.*, rheum, rhod., rhus-t., **sars.**, sel., sep., *sil.*, spig., **staph.**, sulph., *thuj.*, valer., verat., *zinc.*			
arg-n., *bry.*, euph., kali-bi., *merc.*, mur-ac., *nit-ac.*, phyt., *rhus-t.*, sil., verb.		**camph.**, Essig	
bell., cocc., coff., nux-v., op., phos.		camph.	
ars., **bry.**, *lyc.*, mez.		camph.	
calc., caust., *graph.*, kali-c., **lyc.**, *nat-m.*, *nat-s.*, **puls.**, *sep.*, sil., *spig.*, sulph.		camph., nit-s-d.	
agn., alum., anac., *ars.*, brom., cann-s., carb-v., *chin.*, gels., kali-c., *kreos.*, *nat-c.*, nat-s., nux-v., petr., **puls.**, *ruta*, spig.		camph., nit-s-d.	*Folgereihen:* apis- nat-m. - sep. ign. - nat-m. - sep.
aloe, arg-n., asc-t., bell., bry., coloc., dros., *dulc.*, gamb.,			

Arzneiname / Abkürzung		Komplemente	Folgemittel/Homöodote (Hg., G, A)
(nat-s.)			
Nitri acidum	**nit-ac.**	ars., calad., calc., thuj.	arn., arum-t., bell., **calc.**, carb-v., con., *hep.*, kali-c., kreos., lach., merc., mez., phos., puls., sec., sep., sil., sulph., thuj.
Nux moschata	**nux-m.**	calc., lyc.	ant-t., *cocc.*, gels., lyc., nux-v., op., puls., rhus-t., stram., valer., zinc.
Nux vomica	**nux-v.**	aesc., dros., kali-c., phos., sulph.	*acon.*, act-sp., aesc., ambr., ars., bell., bry., cact., calc., cham., carb-v., cocc., euph., ign., lyc., op., ph-ac., phos., podo., puls., rhus-t., sep., stram., sulph. thuj.

Folgemittel/Homöodote (Bö., Bo.)	Feinde	Diadote	Varia
lyc., *nat-c.*, **nat-m.**, podo., *puls.*, rhod., *rhus-t.*, rumx., squil., *sulph.*			
agar., **ant-t.**, *arg-n.*, asaf., bell., bov., **calc.**, cann-s., carb-v., **caust.**, con., fl-ac., graph., **hep.**, kali-br., **kali-c.**, lyc., **merc.**, **merc-c.**, mez., nat-m., petr., *puls.*, *rhus-t.*, **sep.**, sulph., *thuj.*	lach.	camph.	
asaf., cocc., *con.*, croc., gels., ign., mag-c., mosch., nux-v., op., puls., sep., sulph., *ter.*		camph., Kümmel	
acon., **agar.**, aloe, *ambr.*, am-m., **ars.**, asar., aur., bar-c., **bell.**, calad., **calc.**, caps., carb-v., *caust.*, **cham.**, chin., *cocc.*, coff., colch., con., cupr., *dig.*, dros., dulc., euphr., gels., *graph.*, guaj., *ign.*, **ip.**, kali-c., **kreos.**, *lach.*, **lyc.**, mag-c., merc., **mill.**, mosch., mur-ac., nat-m., **op.**, par., **petr.**, **phos.**, *phyt.*, plb.,	Essig, zinc.	camph., Kaffee, Wein und sonstige geistige Getränke	

Arzneiname / Abkürzung		Komplemente	Folgemittel/Homöodote (Hg., G, A)
	(nux-v.)		
Oleander (Nerium oleander)	**olnd.**		con., lyc., nat-m., puls., rhus-t., sep., spig., sulph.
Opium	**op.**	*alum., bry., phos., plb.*	acon., aeth., bell., bry., cham., cic., cupr., gels., hyos., ip., *merc.,* mur-ac., nux-m., nux-v., samb., zi
Palladium met.	**pall.**	plat.	bell., chin., glon.
Paris quadrifolia	**par.**		calc., coff., led., lyc., nux phos., puls., rhus-t., sep., sulph.
Petroleum	**petr.**	sep.	acon., bry., calc., caust., cocc., lyc., nit-ac., nux-v. puls., sep., sil., sulph.
Phosphoricum acidum	**ph-ac.**	chin.	agar., ars., bell., caust., coff., chin., ferr., fl-ac., ly nux-v., puls., rhus-t., sep staph., sulph., verat.

Folgemittel/Homöodote (Bö., Bo.)	Feinde	Diadote	Varia
podo., *puls.*, *rheum*, **rhus-t.**, *sel.*, sep., sil., *stram.*, sulph., tab., *valer.*			
agn., cocc., gels.		*camph.*	
acon., *ant-t.*, **bell.**, brom., **cham.**, carb-v., cic., *coff.*, colch., *croc.*, *cupr.*, *dig.*, gels., glon., hyos., *ip.*, **merc.**, mosch., *nux-v.*, ph-ac., phos., **plb.**, stram., tab.		**camph.**, Essig, Kaffee, Wein, Vanille, Hafertee	Nach Bö. ist Essig gegen Op. unwirksam.
iod., nux-v., phos.	ferr-p.	Kaffee	
agar., *ars.*, *calc.*, carb-v., cham., kreos., *lyc.*, nat-m., *nit-ac.*, **nux-v.**, phos., puls., *sil.*, sulph., *thuj.*			
acon., ars., asaf., bell., calc., calc-p., chin., cupr., *dig.*, dulc., **gels.**, hyos., ign., *lach.*, lyc., merc., op., *rheum.*,		camph., Kaffee	Branntwein mit Wasser erhöht die Wirkung, Wein und Rum

Arzneiname / Abkürzung		Komplemente	Folgemittel/Homöodote (Hg., G, A)
	(ph-ac.)		
Phosphorus	**phos.**	all-c., ars., calc., carb-v., kali-bi., lyc., petr., sang., sep.	ars., calc., carb-v., ip., kali-c., lyc., mag-c., mez., nux-v., puls., rhus-t., sep., sil., ter., sulph.
Phytolacca decandra	**phyt.**	sil.	
Platinum metallicum	**plat.**		anac., bell., ign., lyc., puls., rhus-t., sep., verat.
Plumbum metallicum	**plb.**	rhus-t.	**alum.,** alumn., anac., ant-c., ars., bell., caust., cocc., hep., hyos., jug-r., **kali-i.,** kreos., lyc., merc., nux-v., op., **petr.,** phos., plat., puls., sil., stram., **sul-ac.,** sulph., zinc.

Folgemittel/Homöodote (Bö., Bo.)	Feinde	Diadote	Varia
rhus-t., *staph.*, verat., *zinc.*			heben die Wirkung nicht auf. (Bö.)
acon., agar., alum., *am-c.*, ars., aur., brom., *calc.*, **calc-p.**, *caust.*, chin., cina, dig., *graph.*, hell., *iod.*, ip., *kali-c.*, lyc., mosch., nat-s., **nux-v.**, op., par., petr., pic-ac., **puls.**, sec., *sep.*, sil., stront-c., verat., verb.	caust.	camph., Kaffee, Wein	*Folgereihen:* puls. - phos. - sil. acon. - bry. - phos.
bell., *bry.*, cimic., *dulc.*, dig., hell., *ign.*, kali-bi., kali-i., merc., nit-ac., nux-v., op., rhus-t.			
agn., asaf., bell., *caust.*, croc., *dig., ign.*, **lach.**, meny., merc., **plb., puls.**, sabad., sabin, stront-c.		nit-s-d.	
alum., ars., bell., **caust.**, chin., *hyos.*, nat-m., *nux-v.*, **op., plat.**, *stram., sul-ac.*, sulph.		Essig	

65

Arzneiname / Abkürzung		Komplemente	Folgemittel/Homöodote (Hg., G, A)
Podophyllum peltatum	**podo.**	nat-m.	coloc., lept., nux-v.
Psorinum	**psor.**	sep., sulph., tub.	alum., bar-c., bor., carb-v chin., hep., sulph., tub.
Pulsatilla pratensis	**puls.**	all-c., ars., bry., kali-br., kali-m., lyc., sep., sil., stann., sul-ac., zinc.	agar., anac., ang., ant-c., ant-t., ars., asaf., bell., br calc., cham., coff., euph., graph., ign., kali-bi., kali m., lyc., nit-ac., nux-v., phos., rhus-t., sep., sulph
Ranunculus bulbosus	**ran-b.**	bry., ign.	bry., ign., kali-c., nux-v., puls., rhus-t., sabad., sep

Folgemittel/Homöodote (Bö., Bo.)	Feinde	Diadote	Varia
aloe, chel., colch., *crot-t.*, *gamb.*, ign., iris., jatr., lyc., merc., nat-s., nux-v., sul-ac., sulph., *verat.*			
carb-v., chin., graph., kali-bi., *sulph.*		Kaffee	*Folgereihe:* acon. - sulph. - psor.
acon, *agar.*, agn., *alum.*, *ambr.*, am-m., *ant-c.*, *ant-t.*, **apis,** *arn.*, *asaf.*, *aur.*, **bell., bry.,** *calc.*, cann-s., **canth.,** caps., carb-v., *caust.*, **cham.,** chel., *chin.*, *coff.*, *colch.*, con., **cupr.,** cycl., *dig.*, dulc., *euph.*, *ferr.*, gels., **graph.,** ign., *ip.*, **kali-bi., kali-c., lach.,** led., **lyc.,** mag-c., mang., merc., **mill., nat-c., nat-m.,** *nat-s.*, **nit-ac.,** *nux-v.*, petr., *phos.*, **plat.,** *ran-b.*, rheum, *rhus-t.*, *sabad.*, **sep.,** *sil.*, spig., **stann., sul-ac.,** *sulph.*, valer., verb.	sep.	Essig, Kaffee	*Folgereihen:* puls. - lyc. - fl-ac. puls. - phos. - sil. puls. - sil. - fl-ac.
bry., *puls.*, **rhus-t.,** staph., sulph., verb.	staph., sulph., nit-s-d., Brannt-	camph.	

Arzneiname / Abkürzung		Komplemente	Folgemittel/Homöodote (Hg., G, A)
	(ran-b.)		
Ranunculus sceleratus	**ran-s.**		bell., lach., phos., puls., rhus., sil.
Rheum officinale	**rheum**	mag-c.	bell., cham., *coloc.*, ip., *merc.*, nux-v., *puls.*, rhus-sulph.
Rhododendron chrysanthum	**rhod.**		arn., ars., bry., calc., clem., con., lyc., merc., nux-m., nux-v., puls., rhus-t., sep. sil., sulph.
Rhus toxicodendron	**rhus-t.**	arn., bry., calc., **lyc.**, phyt., sulph., tub.	acon., am-c., anac., arn., ars., *bell.*, berb., *bry.*, cac calc., caust., con., crot-t., dulc., graph., guaj., merc mur-ac., nux-v., ph-ac., phos., puls., sep., sulph.
Rumex crispus	**rumx.**		bell., con., hyos., lach., phos.
Ruta graveolens	**ruta**	calc-p.	calc., caust., lyc., ph-ac., puls., sep., sul-ac., sulph.

Folgemittel/Homöodote (Bö., Bo.)	Feinde	Diadote	Varia
	wein, Essig, Wein		
ars., arum-t., fl-ac., puls., verat.		camph.	
bell., cham., coloc., mag-c., *merc.,* **nux-v.,** *ph-ac., puls.*		camph.	
bry., calc., carb-an., carb-v., *caust.,* **clem.,** merc., nux-v., **rhus-t.,** sep.		camph.	
acon., am-m., *ang.,* arn., **ars.,** *bell.,* **bry.,** calc., *caust.,* cham., cic., *clem., coff.,* dulc., euph., *hep., lyc.,* merc., *mez.,* nit-ac., **nux-v.,** ph-ac., phos., *phyt., puls.,* **rhod.,** samb., **sep.,** *sil., sulph.,* verat.	apis	*camph.,* Kaffee	Wenn rhus-t., ungenügend erscheint, wirkt calc-f. tiefer und länger. (Bö.) *Folgereihen:* arn. - rhus-t. - calc. bry. - rhus-t. - calc.
		camph.	
ign., kali-bi., *nat-m.*		camph.	

Arzneiname / Abkürzung		Komplemente	Folgemittel/Homöodote (Hg., G, A)
Sabadilla officinalis	sabad.	sep.	ars., bell., con., merc., nux v., puls.
Sabina (Juniperus sabina)	sabin.	thuj.	ars., bell., puls., rhus-t., spong., sulph.
Sambucus nigra	samb.		ars., bell., con., dros., nux v., phos., rhus-t., sep.
Sarsaparilla officinalis	sars.	all-c., merc., sep.	all-c., *bell.*, hep., *merc.*, phos., rhus-t., sep., sulph.
Secale cornutum	sec.	ars., thuj.	acon., ars., bell., chin., hyos., op., merc., puls., rhus-t.
Selenium	sel.		*bry.*, calc., ign., merc., nux v., puls., sep.
Senega (Polygala senega)	seneg.		arn., arum-t., bell., *bry.*, calc., lyc., phos., sulph.
Sepia succus	sep.	nat-m., phos., puls.	acon., ant-c., ant-t., bell., calc., carb-v., caust., con., dulc., euph., graph., lyc., nat-c., nux-v., puls., rhus-t., sars., sil., sulph.

70

Folgemittel/Homöodote (Bö., Bo.)	Feinde	Diadote	Varia
gels., plat., puls.		camph.	
calc., plat.		camph.	
arn., *ars.*, chin., rhus-t.		camph.	
bell., **calc.**, *merc.*, sulph.			*Folgereihen:* sulph. - sars. - sep. sars. - sep.
am-c., *ars., bell., coloc.*, phos., verat.		camph.	
alum., *bov., bry., calc., ign.*, merc., *nux-v., puls., sep.*, sulph., thuj.	chin., Wein	camph.	
arn., bell., bry., stann.		camph.	
acon., agar., agn., ant-c., *ant-t.*, apis, *ars.*, asaf., bar-c., **bell.**, bry., *calc.*, carb-v., **caust., chin.**, clem., cupr., dros., *dulc.*, euph., *gels., graph., hep., kreos., lyc.*, **mag-m.**,	lach., puls.	vegetabile Säuren nit-s-d.	*Folgereihen:* apis - nat-m. - sep. ign. - nat-m. - sep. sulph. - sars. - sep. sars. - sep.

Arzneiname / Abkürzung		Komplemente	Folgemittel/Homöodote (Hg., G, A)
	(sep.)		
Silicea (Silicea terra)	**sil.**	fl-ac., hep., lyc., sanic., thuj.	ars., asaf., aster., bell., calc., calc-f., calc-s., fl-ac., hep., kali-c., lach., lyc., nux-v., phos., puls., rhus-, sep., sulph.
Spigelia anthelmia	**spig.**	spong.	acon., arg-n., arn., ars., aur., bell., calc., cimic., cocc., dig., iris., kali-c., kalm., *merc.*, nux-v., puls., rhus-t., sep., sulph., zinc.
Spongia tosta	**spong.**	*hep.*	arg-n., brom., bry., carb-con., fl-ac., hep., kali-br., nux-v., phos., puls.

72

Folgemittel/Homöodote (Bö., Bo.)	Feinde	Diadote	Varia
meny., merc., *nat-c.*, **nit-ac.**, nux-v., *phos.*, **puls.**, rhod., **rhus-t.**, selen., **sil.**, **sulph.**, verat.			sep. - sil. - sulph. Sep. wirkt bes. nach nit-ac., sil. und sulph. (Bö.) Sep. verstärkt die Wirkung von lil-t., nux-v. verstärkt die Wirkung von sep. (Bö.)
agar., ars., bell., *bor.*, **calc.**, *caust.*, cupr., *fl-ac.*, gels., graph., **hep.**, iod., kali-c., lyc., *merc.*, mez., nat-c., nux-v., *petr.*, phos., *puls.*, rhus-t., **sep.**, *staph.*, sulph.	merc.	camph.	*Folgereihen:* puls. - sil. - fl-ac. puls. - phos. - sil. merc. - hep. - sil. sep. - sil. - sulph. caps. - sil.
bism., dig., euphr., gels., laur., *merc.*, *nat-c.*, nat-m., puls., verat.		camph.	
brom., *dros.*, **hep.**, iod., kali-bi., *lact.*, phyt.		camph.	*Folgereihe:* acon. - spong. - hep.

Arzneiname / Abkürzung		Komplemente	Folgemittel/Homöodote (Hg., G, A)
Squilla maritima	**squil.**	ant-c.	ars., bar-c., camph., ign., nux-v., rhus-t., sil.
Stannum metallicum	**stann.**	puls.	calc., kali-c., nux-v., phos. *puls.*, rhus-t., sil., sulph., tub.
Staphysagria (Delphinium staphysagria)	**staph.**	caust., cocc., **coloc.**	ambr., calc., caust., coloc. fl-ac., ign., lyc., nux-v., puls., rhust-t., sulph.
Stramonium (Datura stram.)	**stram.**		acon., bell., bry., caust., cupr., hyos., nux-v., op., puls.
Strontium carbonicum	**stront-c.**		bell., caust., kali-c., puls., rhus-t., sep., sulph.
Sulphuris acidum	**sul-ac.**	puls.	arn., calc., con., ip., lyc., plat., *puls.*, **sep.,** sulph.
Sulphur lotum	**sulph.**	acon., aesc., aloe., bad.,	acon., aesc., alum., ant-c. apis, aster., bar-c., bell., berb., bor., bry., **calc.,** carb-v., caust., cham.,

Folgemittel/Homöodote (Bö., Bo.)	Feinde	Diadote	Varia
aloe., *arn.*, *ars.*, bry., *mill.*, podo.		*camph.*	
ars., chin., *lach.*, **puls.**, seneg., sulph., valer.			
ars., bism., **coloc.**, kreos., *merc.*, *merc-c.*, *ph-ac.*, ran-b., *sil.*, sulph., thuj.	ran-b.	camph.	*Folgereihen:* coloc. - staph. - caust. coloc. - caust. - staph. Nur selten zu wiederholen. (Bö.)
apis, *bell.*, cham., cic., *gels.*, hell., *hyos.*, ign., *nux-v.*, op., *plb.*, verat.		Essig, vegetabile Säuren, Tabak, Zitronensaft	Nützlich bei Keuchhusten, wenn bell. zu kräftig gewirkt hat. (Hg.)
phos., plat., sulph.		camph.	
ars., **caust.,** chin., dig., ferr., fl-ac., ip., *lach.*, merc-c., *plb.*, **puls.**			Läßt sich mit Vorteil wiederholen. (Bö.)
acon., agn., *aloe.*, ambr., **ant-c.,** *apis,* **ars.,** bell., bor., **calc.,** *carb-v.,* **caust.,** *cham.,*	calc.	camph.	*Folgereihen:* sulph. - calc. - lyc. - sulph. sulph. - sars. -

Arzneiname / Abkürzung		Komple-mente	Folgemittel/Homöodote (Hg., G, A)
	(sulph.)	calc., **merc.,** nux-v., **rhus-t.**	chin., con., dros., euphr., graph., guaj., lyc., *merc.*, nit-ac., nux-v., phos., podo., *puls.*, rhus-t., sars., sep., thuj.
Tabacum (Nicotiana tabacum)	**tab.**	op.	acon., ars., carb-v., clem., cocc., gels., ign., ip., lyc., nux-v., phos., plan., puls., sep.
Taraxacum officinale	**tarax.**		ars., asaf., bell., chin., lyc rhus-t., staph., sulph.
Teucrium marum verum	**teucr.**	calc.	chin., puls., sil.

Folgemittel/Homöodote (Bö., Bo.)	Feinde	Diadote	Varia
chel., *chin.*, coff., dulc., *ferr.*, graph., hep., iod., *kreos.*, **merc., nat-s.**, nit-ac., *nux-v.*, petr., podo., **psor., puls.**, ran-b., rhus-t., sars., sel., **sep.**, sil., stann., staph., stront-c., *thuj.*, *valer.*			sep. sulph. - ars. - sulph. acon. - sulph. - psor. sulph. - calc. - lyc. - led. - ther. sep. - sil. - sulph. Sulph. ist sehr wirksam nach ars. und merc. (Bö.) Sulph. dient häufig als Reaktionsmittel, wenn sorgfältig gewählte Mittel nicht wirken, bes. in *Akutfällen.* (Hg.)
acon., agar., *ant-t.*, ars., cocc., con., *gels.*, hydr-ac., ip., jab., lob., phos., sec., verat.		Essig, tab. 200, M	
con., kali-c., puls., valer.		camph.	
coff., ign.		camph.	

Arzneiname / Abkürzung		Komplemente	Folgemittel/Homöodote (Hg., G, A)
Theridion curassavicum	**ther.**		acon., graph., mosch.
Thuja occidentalis	**thuj.**	med., nat-m., nit-ac., puls., sabin., sil., **sulph.**	asaf., calc., cham., cocc., ign., kali-c., lyc., **merc.**, m ac., puls., sabin., staph., **sulph.**
Tuberculinum	**tub.**	hydr., psor., sulph.	bar-c., calc-p.
Valeriana officinalis	**valer.**		bell., cham., chin., merc., nux-v., puls., phos., sulph.

Folgemittel/Homöodote (Bö., Bo.)	Feinde	Diadote	Varia
		camph.	
anac., ant-c., **apis, ars.**, bar-c., bell., *calc.*, *cham.*, *carb-an.*, carb-v., *caust.*, *chin.*, euphr., *ferr.*, **graph.**, *hep.*, iod., kali-c., lach., lyc., *merc.*, **mez.**, nat-s., *nit-ac.*, *petr.*, ph-ac., **phos.**, *plat.*, plb., *puls.*, rhus-t., **seneg.**, sep., *sil.*, spig., staph., *sulph.*		camph.	*Folgereihe:* ars. - thuj. - tarent.
			Mit tub. geheilte Patienten läßt hydr. wieder Gewicht zunehmen. (Hg.) *Folgereihen:* bell. - calc. - tub. rhus-t. - calc. - tub.
acon., asar., *bell.*, *cham.*, *coff.*, *hyos.*, ign., merc., *nux-v.*, puls., stann., *sulph.*		camph., Kaffee	

Arzneiname / Abkürzung		Komplemente	Folgemittel/Homöodote (Hg., G, A)
Veratrum album	**verat.**	ars., **carb-v.**	*acon.*, arg-n., arn., ars., bell., carb-v., cham., chin dros., dulc., puls., rhus-t., sep., sulph.
Verbascum thapsus	**verb.**		bell., chin., lyc., puls., rhu t., sep., stram.
Vespa crabro	**vesp.**		apis
Viola odorata	**viol-o.**		bell., cina, cor-r., nux-v., puls.
Viola tricolor	**viol-t.**		merc., puls., rhus-t., sep., staph.
Zincum metallicum	**zinc.**	puls., sep., sulph.	hep., ign., puls., **sep., sulph.**

Folgemittel/Homöodote (Bö., Bo.)	Feinde	Diadote	Varia
acon., alum., *arn.*, *ars.*, bry., calc., cham., carb-v., **chin.**, cic., cina, *coff.*, **cupr.**, *dros.*, ferr., hyos., *ip.*, merc., ph-ac., phos., podo., sec., sep., spig., stram., *tab.*, **verat.**		**camph., Kaffee**	
ang., mez., phos., puls., ran-b.		camph.	
	arg-n.	Essig	
nux-v., phos.		*camph.*	
bar-c., nit-ac., rhus-t.		camph.	
arg-n., **arn., bar-c.,** carb-v., *gels.*, *euph.*, **hep., ign.,** lach., **merc.,** *ph-ac.*	cham., nux-v., Wein	camph.	

Literatur

Allen, H. C.: Keynotes and Characteristics with Comparisons. 4th Ed. Philadelphia 1916.

Bönninghausen, Cl. v.: Die Körperseiten und Verwandtschaften. Münster 1853.

Bönninghausen, Cl. v.: Übersicht der antipsorischen etc. Arzneien. In: Systematisch-alphabetisches Repertorium der antipsorischen Arzneien. 2. Aufl. Münster 1833, S. XXXII–XXXIX.

Bönninghausen, Cl. v.: Übersicht der nicht antipsorischen Arzneien. In: Systematisch-alphabetisches Repertorium der nicht-antipsorischen Arzneien. Münster 1833, S. XIX–XXVIII.

Gibson-Hernández Jordán: Relaciones Medicamentosas. o. J.

Gibson Miller: Relationship of Remedies. London o. J.

Guernsey, H. N.: Key-notes to the Materia Medica. Ed. J. C. Guernsey. Philadelphia 1887.

Hering, C.: The Guiding Symptoms of our Materia Medica. Philadelphia 1879–1891.

Hering, C.: Condensed Materia Medica. Ed. E. A. Farrington, 3rd Ed. Philadelphia 1884.

Bönninghausens Repertorium

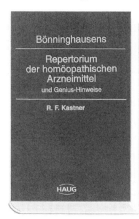

Raimund F. Kastner

Bönninghausens Repertorium der homöopathischen Arzneimittel

1998. 540 Seiten,
1 Abbildung, zweifarbig mit
9-fachem Daumenregister.
DM 498,–/öS 3.635,–/sFr 443,–
ISBN 3-7760-1640-X

Clemens Maria Franz von Bönninghausen (1785–1864) gilt als der Vater der homöopathischen Praxis. Ihm verdanken wir nicht nur die Modalitäten der Arzneimittel, die Gradeinteilung und die Erkenntnisse zu den Arzneibeziehungen: Er schuf auch für die Homöopathie – in enger Abstimmung mit Samuel Hahnemann – das erste praktikable Repertorium.

Ausgehend vom Therapeutischen Taschenbuch von 1846 wurden in dieses Repertorium sämtliche nachfolgend von Bönninghausen erstellten und bearbeiteten Quellen (Bücher und Zeitschriftenbeiträge) eingearbeitet.

Dies sind unter anderem:

- Die homöopathische Behandlung des Keuchhustens in seinen verschiedenen Formen
- Versuch einer homöopathischen Therapie der Wechsel- und anderer Fieber
- Die Körperseiten und Verwandtschaften
- Die Aphorismen des Hippokrates
- Der homöopathische Hausarzt
- Kleine medizinische Schriften

Das Repertorium des engsten und vertrautesten Schülers von Samuel Hahnemann bietet einen höchsten Grad an Zuverlässigkeit bei gleichzeitiger Optimierung des Praxisaufwandes. Es ist das einzige Repertorium der Homöopathie, das zugleich auf der Materia medica und der Praxiserfahrung beruht, d.h. auf der Bewertung und Auslese der charakteristischen und Geniussymptome.

Karl F. Haug Verlag/Hüthig GmbH
Im Weiher 10, D-69121 Heidelberg,
Tel. 0 62 21/489-555, Fax 0 62 21/489-410
Internet http://www.huethig.de,
E-Mail: hvs_buch@huethig.de

Das vollständige Nachschlagewerk aller Arzneibeziehungen

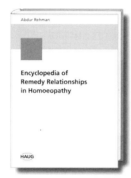

Prof. Dr. Abdur Rehman

Encyclopedia of Remedy Relationships in Homoeopathy

1997. 362 Seiten, gebunden,
DM 148,–/öS 1080,–/sFr 131,50
ISBN 3-7760-1545-4

In der täglichen homöopathischen Praxis kommt es nicht allein darauf an, das richtige Arzneimittel zu bestimmen. Besonders bei Patienten mit chronischen Erkrankungen, die schon einmal in Behandlung waren oder bei denen aufgrund wechselnder Symptomatik ein Folgemittel zu bestimmen ist, sind die Komplementär-, Folgemittel oder die Antidote voneinander abzugrenzen. Hinweise hierzu sind in der homöopathischen Arzneimittellehre nur sehr verstreut zu finden, zudem sind sie in den unterschiedlichen Quellen zuweilen widersprüchlich.

Das Bedürfnis nach einem möglichst vollständigen Werk über die Arzneiverwandtschaften ist entsprechend groß. Abdur Rehman hat diese Beziehungen für über 500 Arzneimittel zu einem umfassenden und gleichwohl praxisorientierten Nachschlagewerk zusammengestellt. Dabei hat er alle wesentlichen internationalen Quellen ausgewertet.

Als hervorragende Ergänzung der Arzneimittellehren und nützliches Handbuch für die Folgeverschreibung erschließt sich das Buch als ein wahres Schatzkästlein für die tägliche Praxis.

Karl F. Haug Verlag/Hüthig GmbH
Im Weiher 10, D-69121 Heidelberg,
Tel. 0 62 21/489-555, Fax 0 62 21/489-410
Internet http://www.huethig.de,
E-Mail: hvs_buch@huethig.de